Made in the USA
Las Vegas, NV
19 September 2022

55576184R00070